AF310500

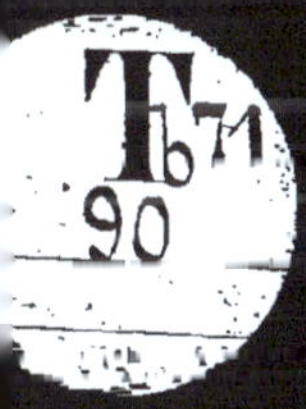
T b71
90

PREUVES TÉRATOLOGIQUES

DE

LA CONSTRUCTION VERTÉBRALE

ET DE

LA DUALITÉ DE LA TÊTE

Par M. A. LAVOCAT

Professeur d'Anatomie et de Physiologie à l'École impériale de Médecine Vétérinaire
de Toulouse ; — Membre de l'Académie impériale des Sciences, Inscriptions
et Belles-Lettres de Toulouse ; — de l'Académie de Médecine d'Alger ;
— de la Société anatomique de Paris ; — de la Société impériale
et centrale de Médecine Vétérinaire ; — de la Société
d'Agriculture, Sciences et Arts d'Agen ; —
de la Société impériale des Sciences
naturelles de Cherbourg ; etc.

TOULOUSE

IMPRIMERIE JEAN PRADEL ET BLANC,

PLACE DE LA TRINITÉ, 12

—

1863

PREUVES TÉRATOLOGIQUES

DE

LA CONSTRUCTION VERTÉBRALE

ET DE

LA DUALITÉ DE LA TÊTE

1863

Toulouse, typographie Jean Pradel et Blanc, place de la Trinité, 12.

CONSTRUCTION VERTÉBRALE DE LA TÊTE

Si les lois générales de l'organisation peuvent éclairer les faits tératologiques, à leur tour les anomalies viennent souvent confirmer les principes qui dominent l'état normal.

L'Anatomie comparée, l'Embryologie elle-même, sont quelquefois hésitantes devant des points obscurs ou des apparences exceptionnelles. Dans ce cas, il n'est pas rare de voir la Tératologie dissiper tous les doutes et montrer clairement que telle disposition est bien réelle, mais seulement latente sous la normalité.

D'après nos précédentes recherches (1), la Tête est composée de vertèbres comme les autres régions du corps.

Les vertèbres de la tête, de même que celles du tronc, sont formées d'un *corps* ou *centrum*, d'un anneau supérieur ou *neural*, protégeant le système nerveux central, et d'un anneau inférieur, *hémol* ou *viscéral*, entourant les vaisseaux et différents organes : ces deux anneaux sont formés, de chaque côté, de cinq pièces, nombre normal qui peut être réduit, mais non dépassé.

Les vertèbres céphaliques sont au nombre de quatre ; chacune d'elles est le siége de l'un des quatre sens localisés à la tête. Ainsi, la première ou la plus antérieure est affectée à l'*odorat*, la deuxième a la *vue*, la troisième au *goût*, et la quatrième à l'*ouïe*.

Les observations qui vont suivre sont de nature à confir-

(1) Détermination méthodique et positive des Vertèbres céphaliques.

mer, non-seulement la construction des vertèbres céphaliques, telles que nous les avons établies, mais aussi leur destination physiologique, c'est-à-dire le rapport de chacune
d'elles avec le sens qu'elle protége.

Cette corrélation est telle, qu'il doit y avoir nécessaire-
ment harmonie de développement entre chaque organe de
sens et la vertèbre céphalique qui lui est appropriée. Ce
principe, qui s'appuie déjà sur l'Anatomie comparée, est mis
hors de doute par la Tératologie.

Une première preuve nous est fournie par la tête d'un
fœtus de Porc offrant une variété de *Stomocéphalie* (1). La
bouche manque et, par suite, la langue, organe du goût,
est supprimée. Mais en même temps les autres sens sont
conservés et, avec eux, se montrent intacts les segments
céphaliques qui leur appartiennent.

Ainsi, pour l'odorat, la vertèbre *olfactive* est complètement représentée par les os du nez, l'ethmoïde, le cornet et
le vomer.

Pour la vue, nous retrouvons la vertèbre *fronto-mandi-
bulaire* composée, comme d'ordinaire, dans son arc neural,
par le frontal et le sphénoïde antérieur. Quant à l'arc inférieur, bien que réduit dans les parties qui concourent accessoirement à former la bouche, il est encore au complet,
puisqu'on voit facilement les inter-maxillaires, les maxillaires supérieurs, le lacrymal, le jugal et le palatin.

Enfin pour l'audition, la *vertèbre occipito-hyoïdienne* est à
l'état normal, c'est-à-dire composée de l'occipital, du temporal auditif et de l'hyoïde.

Voici maintenant, en conséquence de la suppression de la
langue, quelles sont les anomalies qui atteignent le segment

(1) Envoyée à l'École par M. Gilis, vétérinaire à Molières (Tarn-et-Ga-
ronne).

céphalique, siége de la gustation , c'est-à-dire la vertèbre *pariéto-maxillaire.* L'arc supérieur, principalement destiné à protéger l'encéphale , est à peu près normal dans ses parties essentielles (pariétal et sphénoïde postérieur) ; mais il se dégrade dans sa partie accessoire, destinée à le relier avec l'arc inférieur. En effet, le squamosal est réduit et complètement dépourvu de la saillie articulaire propre à la jointure temporo-maxillaire. Quant à l'arc inférieur, celui qui loge et soutient la langue, c'est-à-dire le maxillaire inférieur, il manque complètement. Il y a donc là une remarquable concordance entre la suppression de l'organe du goût et celle de son arc protecteur.

A l'appui de cette même thèse, citons une autre anomalie, voisine de la précédente, mais à plus graves altérations. C'est une tête d'Agneau encore privée de bouche et de langue (1). Mais, en même temps, les oreilles étaient connées sous la base du crâne et s'ouvraient par un seul trou dans un large pharynx.

Il y avait donc *Otocéphalie.* En outre, par suite du rétrécissement et du rapprochement des parties inférieures du crâne, les deux yeux étaient l'un contre l'autre, sous la tête et en avant des deux oreilles.

Malgré ce grand désordre apparent, il n'y a, en réalité, comme dans le cas précédent, que les modifications entraînées par la suppression de la bouche et de l'organe du goût.

En effet, la vertèbre *nasale* est entière. — La vertèbre *visuelle* n'est atteinte que dans son arc facial ou buccal, dont les éléments réduits, il est vrai, sont encore visibles. — De même aussi la vertèbre *auditive* n'a rien perdu : occipital, mastoïde, hyoïde et rocher, tout est en place. Le tympanal seul est altéré ; il est ouvert et réuni à l'opposé ; il forme

(1) Recueillie à l'École par MM. RENATEAU et RAFFIN, élèves de 4e année.

une pièce demi circulaire, horizontale, dont l'échancrure postérieure circonscrit, sous l'apophyse basilaire, le trou par lequel les deux oreilles s'ouvraient dans le pharynx, en avant et au-dessus du larynx.

Ici encore c'est la vertèbre *pariéto-maxillaire* qui est seule gravement atteinte, par suite de la suppression de la bouche et de l'organe du goût. Tout l'arc spécial, c'est-à-dire le maxillaire inférieur, manque complètement; et, dans l'arc supérieur, le squamosal est petit, descendu et soudé inférieurement avec l'opposé; il n'a ni surface articulaire, ni apophyse zygomatique; il est donc en partie dégradé comme l'arc auquel il devait donner appui.

Pour terminer cette étude, nous avons à examiner une anomalie qui nous paraît encore plus remarquable que les autres. Ce qui la caractérise, c'est qu'au contraire des précédentes elle nous présente l'organe de la gustation parfaitement développé, tandis que l'appareil de l'odorat et celui de la vue sont supprimés. Elle vient donc ainsi compléter la démonstration que nous avons entreprise, en montrant des dispositions précisément opposées à celles que nous avons déjà vues.

Il s'agit d'un Agneau dont le nez et les yeux manquent complètement, mais dont la langue et les oreilles sont en état normal (1). Voyons les conséquences de ces nouvelles conditions :

1° La vertèbre *acoustique* est complète : occipital, mastoïde, temporal auditif, hyoïde, rien n'y manque.

2° Il en est de même pour la vertèbre *pariéto-maxillaire* où siége l'organe de la gustation : l'arc supérieur ou neural est bien constitué par le pariétal, le sphénoïde postérieur et le squamosal; et l'arc viscéral, c'est-à-dire le maxillaire in-

(1) Donné par M. Penent, Agriculteur distingué de Toulouse.

férieur, plus spécialement destiné à protéger la langue, présente, comme cet organe, un remarquable développement.

3° Tout au contraire, la vertèbre *visuelle* est gravement altérée. En raison de l'absence des yeux, tout l'arc neural a disparu : frontal, sphénoïde antérieur et ptérygoïde correspondant, tout est supprimé. Quant à l'arc inférieur ou mandibulaire, il est très réduit et ne conserve que les parties accessoirement destinées, soit à la construction de la bouche, soit à relier la face au crâne. Ainsi les maxillaires supérieurs sont réunis en une petite masse pleine, semi-globuleuse et pourvue inférieurement de quelques dents molaires. — Les inter-maxillaires manquent. — Les palatins sont représentés par une simple tige médiane qui s'étend de la voûte palatine au sphénoïde postérieur. — Le jugal, de chaque côté, se prolonge en arrière pour concourir à l'arcade zygomatique ; mais il n'a pas d'apophyse orbitaire, et tous deux, contigus en avant, ne servent plus qu'à former le contour antérieur des deux fosses temporales réunies en une seule. — Le lacrymal manque complètement ; et, pour cette pièce éminemment orbitaire, cela devait être, d'après le même principe que pour le frontal, l'apophyse orbitaire du jugal, etc.

4° Enfin, avons-nous dit, l'agneau que nous examinons n'avait pas de nez. Ici la concordance est frappante entre l'état du sens et celui du segment céphalique correspondant. L'organe olfactif est supprimé : la vertèbre *nasale* l'est également dans toutes ses parties ; il n'en reste rien, pas même des vestiges. Il n'y a ni ethmoïde, ni os du nez, ni cornet, ni vomer.

C'est là un fait bien concluant, surtout si on le rapproche de ceux qui nous ont montré l'état normal de chaque sens toujours en harmonie avec le développement complet de la vertèbre céphalique qui lui est appropriée par une admirable loi de destination.

En conséquence, nous croyons pouvoir établir les conclusions suivantes :

1° Chacune des quatre vertèbres dont se compose la tête, est réellement le siége d'un sens, et il y a une évidente corrélation de développement entre chaque organe de sens et le segment céphalique qui lui est spécial. C'est au point qu'un organe de sens venant à manquer, la vertèbre qui lui correspond peut être supprimée dans toutes ses parties constituantes.

2° Les vertèbres de la tête sont exactement composées des pièces osseuses que nous avons attribuées à chacune d'elles dans nos précédentes études.

DUALITÉ DE LA TÊTE.

Dans cette seconde partie, nous abordons un sujet qui se rattache à la construction générale de la tête et, par conséquent, à celle des vertèbres céphaliques.

Rappelons d'abord les principes auxquels se rapportent les considérations qui vont suivre :

Les vertèbres de la tête, comme les autres, sont paires. En d'autres termes, leur *corps* ou *centrum*, primitivement double, est formé de deux pièces latérales, rapidement soudées en une seule ; — leur anneau supérieur ou *neural* est composé de deux arcs, un de chaque côté, d'abord distincts, puis réunis par leur extrémité terminale. — Il en est de même pour l'anneau inférieur *hémal* ou *viscéral*.

Par conséquent, tous les os de la tête sont pairs. Quelques-uns paraissent, il est vrai, s'écarter de cette règle : ce sont ceux qui se soudent rapidement avec leur opposé ; par exemple : l'occipital, les sphénoïdes, le vomer, etc.

Mais pour toutes ces pièces, l'exception n'est qu'apparente.

D'après la loi de symétrie latérale, la dualité primitive est générale et absolue pour la tête comme pour les autres parties du corps (1).

Ne voit-on pas, dans les diplogénèses, deux fœtus soudés en un seul, les uns par les parties inférieures seulement, comme les *Psodymes ;* les autres plus haut, comme les *Dérodymes ;* et d'autres encore qui ont deux têtes sur un seul tronc : ce sont les *Atlodymes.* Ces derniers vont nous servir de point de départ pour ce qui concerne la tête.

Jusqu'ici il est évident que deux fœtus se sont soudés par des parties homologues ou similaires, c'est-à-dire par leurs moitiés latérales extrêmes, et que les moitiés intermédiaires ont disparu.

Il y a donc eu, pour chacun, dualité primordiale, puis réunion de la moitié de l'un avec la moitié de l'autre, exactement comme cela se produit entre les deux moitiés d'un seul et même individu.

S'il en est ainsi pour tout le corps, pourquoi la tête échapperait-elle à cette loi d'embryogénie ?

Pourquoi la symétrie et la dualité ne seraient-elles pas à la tête comme ailleurs ?

De même qu'il y a deux yeux et deux oreilles, il y a deux nez séparés par une cloison complète ; il y a aussi deux langues réunies en une seule masse (2).

(1) D'ailleurs, l'observation journalière des faits normaux vient confirmer cette règle. Nous possédons plusieurs pièces recueillies sur des fœtus et des nouveaux-nés, où la soudure avec l'opposée n'est pas complète pour l'occipital postérieur et pour le basilaire. — Il en est de même pour le corps des sphénoïdes antérieur et postérieur. — Quant au vomer, sa dualité, incontestable chez les Reptiles, est bien évidente chez les jeunes Oiseaux, et surtout dans l'Autruche et le Casoar ; la suture médiane est très visible au bord inférieur et fait suite à la profonde échancrure postérieure.

(2) Chez plusieurs Vertébrés, les deux langues sont séparées, de même que chez d'autres la dualité est manifeste pour les organes génitaux (pénis, matrice, etc.)

La mâchoire inférieure est double comme la supérieure. Il y a deux ethmoïdes, deux pariétaux et deux frontaux. Cependant, chez l'homme, on décrit le frontal comme os impair; mais on reconnaît qu'il est formé de deux pièces latérales, unies entre elles moins tard que celles, par exemple, du pariétal, qui est considéré comme pair.

Comment admettre que deux os si voisins puissent être, dans leur développement, soumis à des lois différentes?

Alors même que la soudure médiane serait bien plus rapide, comme pour l'occipital et les deux sphénoïdes, cela ne pourrait, d'aucune manière, contredire le principe général (1).

D'ailleurs, pour ce qui est de l'occipital, toutes les parties n'ont pas la même précocité de soudure. Ainsi, la partie sus-occipitale est une pièce évidemment double dans le fœtus du bœuf, du cheval, etc. En outre, l'occipital latéral est toujours pair. Si, pour les autres éléments, il reste quelques doutes, l'observation tératologique vient facilement les dissiper.

Examinons, par exemple, les *Iniodymes :* non-seulement les deux corps sont réunis en un seul, mais aussi les deux têtes sont soudées en arrière seulement par les occipitaux. Ici on voit, comme dans les cas précédents, que la

(1) Par une manière de voir analogue et tout aussi dénuée de fondement, on décrit, chez l'Homme, le maxillaire supérieur et l'inter-maxillaire du même côté, comme ne formant qu'une seule pièce; on va même jusqu'à soutenir que l'inter-maxillaire n'existe pas. Il est vrai que ces deux os se soudent rapidement l'un à l'autre; mais, en même temps, il est incontestable que la trace de leur séparation primitive reste longtemps visible en avant de la surface palatine, et cela jusqu'à l'âge de dix-huit et vingt ans, à peu près comme pour la suture inter-frontale.

Comme exemples de soudure très précoce, bien démontrée par la tératologie, on peut encore citer l'union bout à bout du métacarpien ou du métatarsien du pouce avec la première phalange, et aussi la remarquable coalescence de l'annulaire et du médius formant le grand doigt du Cheval.

réunion s'est effectuée entre parties homologues, et que l'occipital commun résulte de la coalescence des deux occipitaux, l'un droit, l'autre gauche, appartenant chacun à l'un des deux fœtus.

Il faut donc en conclure que ces deux moitiés d'occipital, c'est-à-dire ces deux occipitaux, se sont développés isolément pour s'unir presque aussitôt, et qu'il en est exactement de même dans l'état normal.

Allons plus loin : nous rencontrons les *Opodymes*. Nous en avons vu plusieurs exemples chez le veau, l'agneau, le chat, etc. Ici encore il y a fusion entre les deux troncs. En outre, les deux crânes sont réunis en un, et les deux faces restent seules séparées. Comment ce crâne régulier s'est-il formé? Toujours par moitiés latérales, c'est-à-dire par des éléments apportés de chaque côté par l'un ou par l'autre des deux fœtus. En d'autres termes, ces deux êtres ont contribué au crâne commun en fournissant chacun un occipital, comme dans le cas précédent; plus un pariétal et un frontal pour la voûte, et aussi un sphénoïde antérieur et un sphénoïde postérieur pour la base.

Enfin, si nous examinons les *Monosomiens* et, par exemple, les *Déradelphes*, nous voyons deux corps séparés n'avoir qu'une seule tête. Ici la preuve est complète : elle s'applique aux os du crâne ainsi qu'aux os de la face, et elle montre clairement la dualité primitive de toute la tête.

CONCLUSION GÉNÉRALE.

Ces diverses démonstrations, par cela même qu'elles sont basées sur des faits tératologiques, prouvent une fois de plus que dans les anomalies il n'y a ni désordre, ni hasard, mais qu'elles sont soumises aux mêmes lois de développement que les constructions normales, — et que leur étude, toujours intéressante, peut souvent jeter une vive lumière sur les points obscurs de l'organisation.

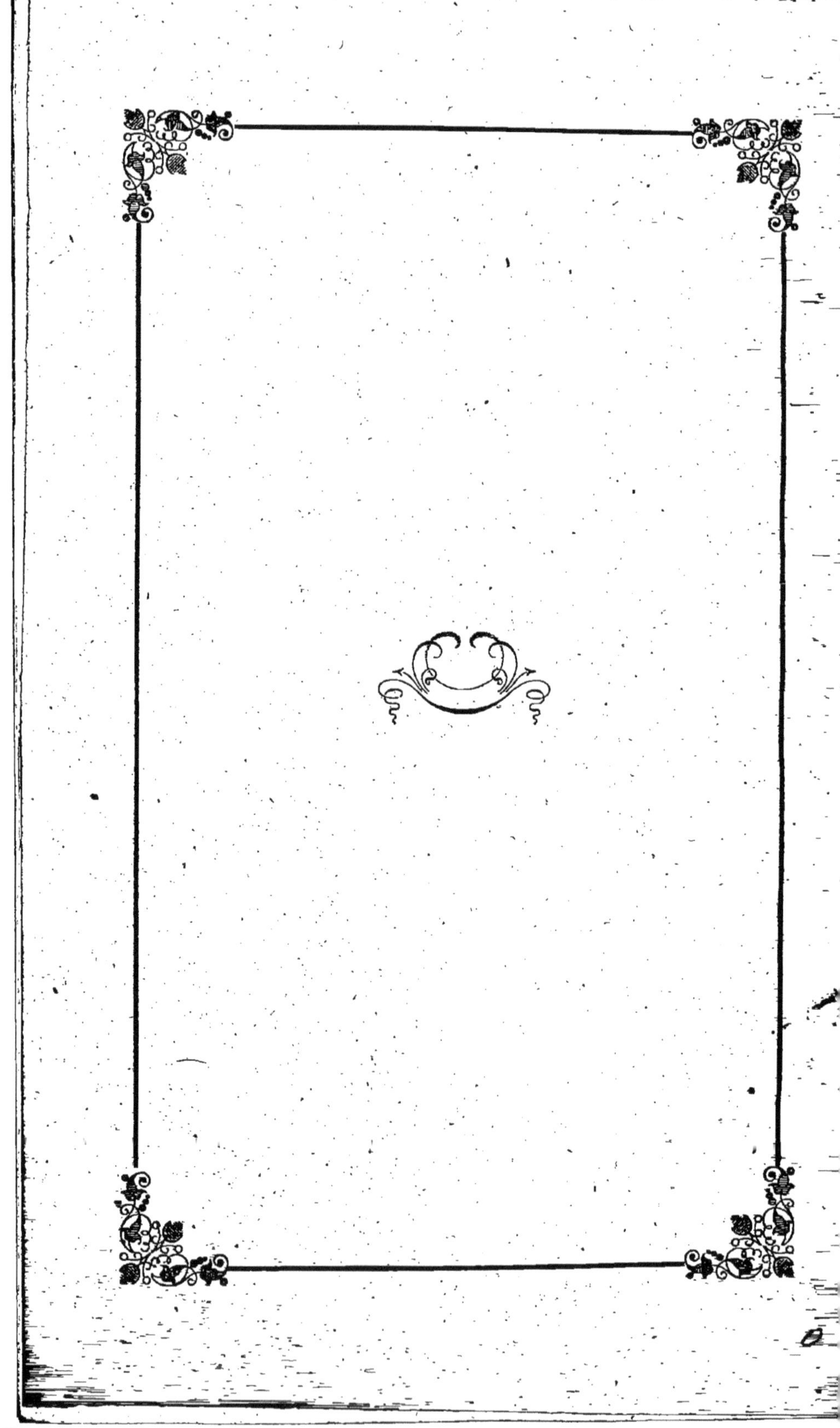

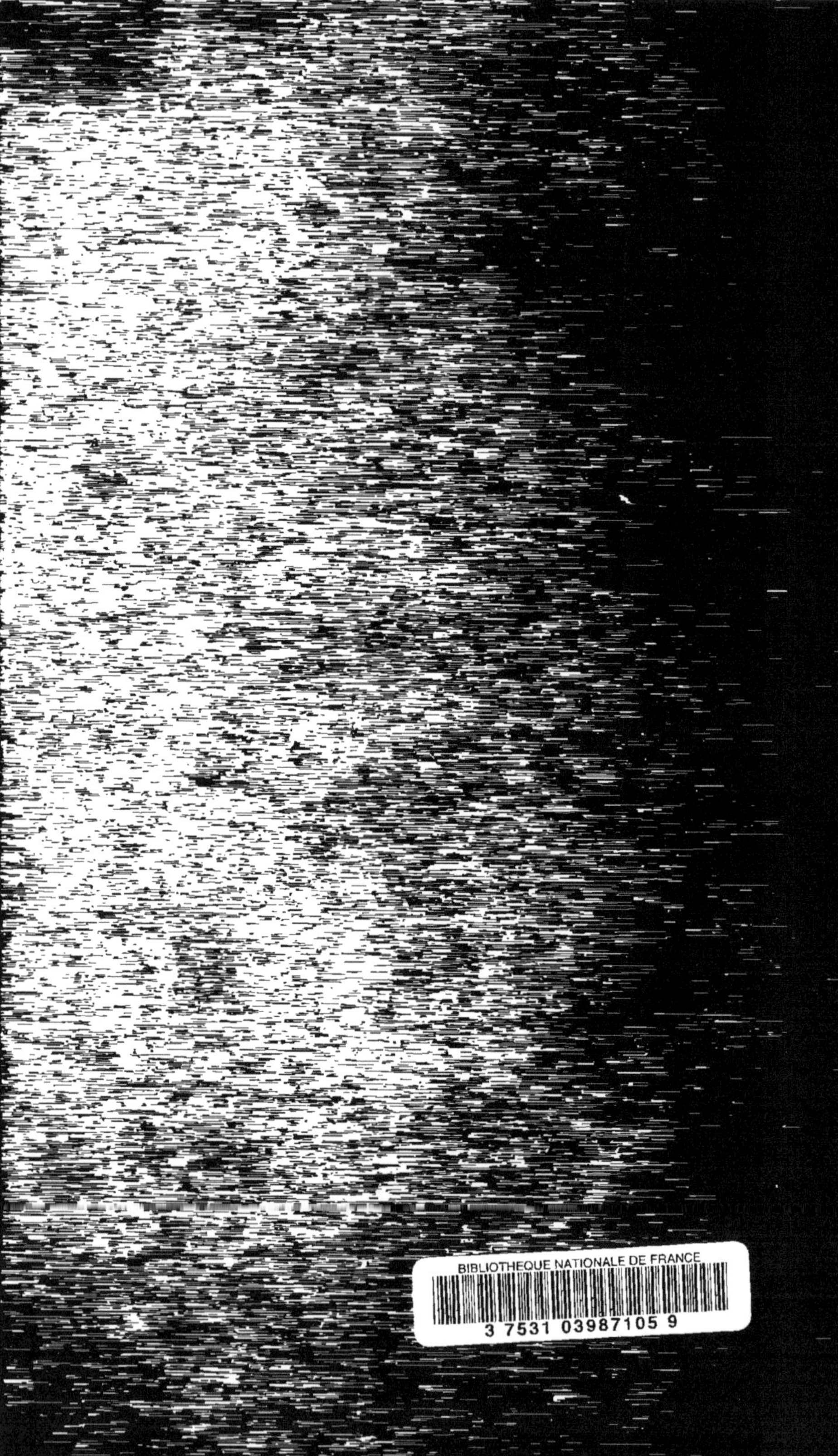